DIETA KETO 2021

RECETAS CETOGENICAS PARA AUMENTAR LA ENERGÍA

CAROLINA VALDES

Tabla de contenido

Introducción

¿Quieres hacer un cambio en tu vida? ¿Quieres convertirte en una persona más saludable que pueda disfrutar de una vida nueva y mejorada? Entonces, definitivamente estás en el lugar correcto. Estás a punto de descubrir una dieta maravillosa y muy saludable que ha cambiado millones de vidas. Hablamos de la dieta cetogénica, un estilo de vida que te hipnotizará y que te convertirá en una nueva persona en poco tiempo.

Entonces, sentémonos, relajémonos y descubramos más sobre la dieta cetogénica.

Una dieta cetogénica es baja en carbohidratos. Esta es la primera y una de las cosas más importantes que debe hacer ahora. Durante una dieta de este tipo, su cuerpo produce cetonas en el hígado y estas se utilizan como energía.

Su cuerpo producirá menos insulina y glucosa y se inducirá un estado de cetosis.

La cetosis es un proceso natural que aparece cuando nuestra ingesta de alimentos es menor de lo habitual. El cuerpo pronto se adaptará a este estado y por lo tanto podrás adelgazar en poco tiempo pero también estarás más saludable y mejorarás tu rendimiento físico y mental.

Sus niveles de azúcar en sangre mejorarán y no estará predispuesto a la diabetes.

Además, la epilepsia y las enfermedades cardíacas se pueden prevenir si sigue una dieta cetogénica.

Su colesterol mejorará y se sentirá increíble en poco tiempo.

¿Como suena eso?

Una dieta cetogénica es simple y fácil de seguir siempre que siga algunas reglas simples. No es necesario que hagas grandes cambios, pero hay algunas cosas que debes saber.

¡Así que aquí va!

¡Ahora comencemos nuestro mágico viaje culinario!

Estilo de vida cetogénico... ¡aquí vamos!

¡Disfrutar!

Deliciosa Salchicha Asada

¡Es muy fácil de hacer en casa esta noche!

Tiempo de preparación: 10 minutos.

Tiempo de cocción: 1 hora.

Porciones: 6

Ingredientes:

- 3 pimientos morrones rojos picados
- 2 libras de salchicha de cerdo italiana, en rodajas
- Sal y pimienta negra al gusto
- 2 libras de champiñones portobello, en rodajas
- 2 cebollas dulces picadas
- 1 cucharada de viraje
- Un chorrito de aceite de oliva

Direcciones:

1. En una fuente para horno, mezcle las rodajas de salchicha con aceite, sal, pimienta, pimiento morrón, champiñones, cebolla y vire.
2. Mezcle para cubrir, introduzca en el horno a 300 grados F y hornee por 1 hora.
3. Dividir en platos y servir caliente.

¡Disfrutar!

Nutrición: calorías 130, grasa 12, fibra 1, carbohidratos 3, proteína 9

Salchicha Al Horno Y Col Rizada

¡Este plato cetogénico estará listo en 20 minutos!

Tiempo de preparación: 5 minutos.

Tiempo de cocción: 30 minutos.

Porciones: 4

Ingredientes:

- 1 taza de cebolla amarilla picada
- 1 y ½ libra de salchicha de cerdo italiana, rebanada
- ½ taza de pimiento rojo picado
- Sal y pimienta negra al gusto
- 5 libras de col rizada, picada
- 1 cucharadita de ajo picado
- ¼ taza de ají rojo picado
- 1 taza de agua

Direcciones:

1. Calienta una sartén a fuego medio alto, agrega la salchicha, revuelve, reduce el fuego a medio y cocina por 10 minutos.
2. Agregue las cebollas, revuelva y cocine por 3-4 minutos más.

3. Agregue el pimiento y el ajo, revuelva y cocine por 1 minuto.
4. Agregue la col rizada, ají, sal, pimienta y agua, revuelva y cocine por 10 minutos más.
5. Dividir en platos y servir.

¡Disfrutar!

Nutrición: calorías 150, grasa 4, fibra 1, carbohidratos 2, proteína 12

Salchicha Con Tomate Y Queso

¡Es una combinación sorprendente y muy sabrosa!

Tiempo de preparación: 10 minutos.

Tiempo de cocción: 30 minutos.

Porciones: 4

Ingredientes:

- 2 onzas de aceite de coco derretido
- 2 libras de salchicha de cerdo italiana, picada
- 1 cebolla en rodajas
- 4 tomates secados al sol, en rodajas finas
- Sal y pimienta negra al gusto
- ½ libra de queso gouda, rallado
- 3 pimientos morrones amarillos, picados
- 3 pimientos naranjas, picados
- Una pizca de hojuelas de pimiento rojo
- Un puñado de perejil, en rodajas finas

Direcciones:

1. Calienta una sartén con el aceite a fuego medio alto, agrega las rodajas de salchicha, revuelve, cocina por 3

minutos por cada lado, transfiere a un plato y deja a un lado por ahora.

2. Calentar nuevamente la sartén a fuego medio, agregar la cebolla, los pimientos amarillos y naranjas y los tomates, remover y cocinar por 5 minutos.

3. Agregue hojuelas de pimienta, sal y pimienta, revuelva bien, cocine por 1 minuto y retire del fuego.

4. Coloque las rodajas de salchicha en una fuente para hornear, agregue la mezcla de pimientos morrones encima, agregue el perejil y el gouda también, introduzca en el horno a 350 grados F y hornee por 15 minutos.

5. Dividir en platos y servir caliente.

¡Disfrutar!

Nutrición: calorías 200, grasa 5, fibra 3, carbohidratos 6, proteína 14

Ensalada De Salchicha Deliciosa

¡Mira esto! ¡Está muy sabroso!

Tiempo de preparación: 10 minutos.

Tiempo de cocción: 7 minutos.

Porciones: 4

Ingredientes:

- 8 enlaces de salchicha de cerdo, en rodajas
- 1 libra de tomates cherry mixtos, cortados en mitades
- 4 tazas de espinacas tiernas
- 1 cucharada de aceite de aguacate
- 1 libra de queso mozzarella, en cubos
- 2 cucharadas de jugo de limón
- 2/3 taza de pesto de albahaca
- Sal y pimienta negra al gusto

Direcciones:

1. Calienta una sartén con el aceite a fuego medio alto, agrega las rodajas de salchicha, revuelve y cocina por 4 minutos por cada lado.

2. Mientras tanto, en una ensaladera, mezcle las espinacas con mozzarella, tomates, sal, pimienta, jugo de limón y pesto y revuelva para cubrir.
3. Agregue los trozos de salchicha, revuelva nuevamente y sirva.

¡Disfrutar!

Nutrición: calorías 250, grasa 12, fibra 3, carbohidratos 8, proteína 18

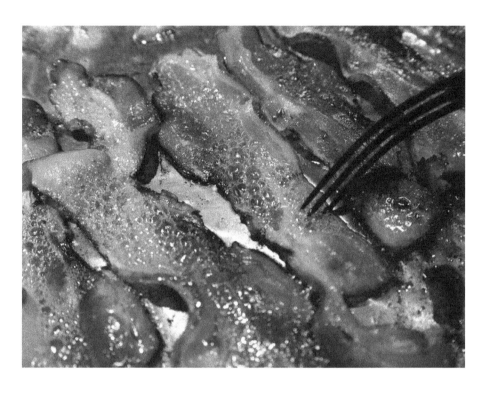

Deliciosa Sopa De Salchichas Y Pimientos

¡Esta sopa cetogénica hipnotizará a todos!

Tiempo de preparación: 10 minutos.

Hora de cocinar: 1 hora y 10 minutos

Porciones: 6

Ingredientes:

- 1 cucharada de aceite de aguacate
- 32 onzas de carne de salchicha de cerdo
- 10 onzas de tomates y jalapeños enlatados, picados
- 10 onzas de espinacas
- 1 pimiento verde picado
- 4 tazas de caldo de res
- 1 cucharadita de cebolla en polvo
- Sal y pimienta negra al gusto
- 1 cucharada de comino
- 1 cucharada de chile en polvo
- 1 cucharadita de ajo en polvo
- 1 cucharadita de condimento italiano

Direcciones:

1. Calentar una olla con el aceite a fuego medio, agregar la salchicha, revolver y dorar por un par de minutos por todos lados.
2. Agregue el pimiento verde, sal y pimienta, revuelva y cocine por 3 minutos.
3. Agregue los tomates y los jalapeños, revuelva y cocine por 2 minutos más.
4. Agregue la espinaca, revuelva, tape y cocine por 7 minutos.
5. Agregue el caldo, la cebolla en polvo, el ajo en polvo, el chile en polvo, el comino, la sal, la pimienta y el condimento italiano, revuelva todo, tape la olla y cocine por 30 minutos.
6. Destape la olla y cocine la sopa por 15 minutos más.
7. Dividir en tazones y servir.

¡Disfrutar!

Nutrición: calorías 524, grasa 43, fibra 2, carbohidratos 4, proteína 26

Sopa de salchicha italiana

¡Todos pueden hacer esta increíble sopa cetogénica! ¡Es tan sabroso
y saludable!

Tiempo de preparación: 10 minutos.

Tiempo de cocción: 30 minutos.

Porciones: 12

Ingredientes:

- 64 onzas de caldo de pollo
- Un chorrito de aceite de aguacate
- 1 taza de crema espesa
- 10 onzas de espinacas
- 6 rebanadas de tocino, picadas
- 1 libra de rábanos picados
- 2 dientes de ajo picados
- Sal y pimienta negra al gusto
- Una pizca de hojuelas de pimiento rojo triturado
- 1 cebolla amarilla picada
- 1 libra y media de salchicha de cerdo picante, picada

Direcciones:

1. Calentar una olla con un chorrito de aceite de aguacate a fuego medio alto, agregar la salchicha, la cebolla y el ajo, revolver y dorar por unos minutos.

2. Agregue el caldo, las espinacas y los rábanos, revuelva y cocine a fuego lento.

3. Agrega tocino, crema, sal, pimienta y hojuelas de pimiento rojo, revuelve y cocina por 20 minutos más.

4. Dividir en tazones y servir.

¡Disfrutar!

Nutrición: calorías 291, grasa 22, fibra 2, carbohidratos 4, proteína 17

Increíble crema de brócoli y coliflor

¡Esto es tan texturizado y delicioso!

Tiempo de preparación: 10 minutos.

Tiempo de cocción: 15 minutos.

Porciones: 5

Ingredientes:

- 1 cabeza de coliflor, floretes separados
- 1 cabeza de brócoli, floretes separados
- Sal y pimienta negra al gusto
- 2 dientes de ajo picados
- 2 rebanadas de tocino, picadas
- 2 cucharadas de ghee

Direcciones:

1. Calienta una olla con el ghee a fuego medio alto, agrega el ajo y el tocino, revuelve y cocina por 3 minutos.
2. Agregue los floretes de coliflor y brócoli, revuelva y cocine por 2 minutos más.
3. Agregue agua para cubrirlos, tape la olla y cocine a fuego lento durante 10 minutos.
4. Agregue sal y pimienta, revuelva nuevamente y mezcle la sopa con una licuadora de inmersión.

5. Cocine a fuego lento durante un par de minutos más a fuego medio, sirva en tazones y sirva.

¡Disfrutar!

Nutrición: calorías 230, grasa 3, fibra 3, carbohidratos 6, proteína 10

Estofado de brócoli

¡Este guiso de verduras es simplemente delicioso!

Tiempo de preparación: 10 minutos.

Tiempo de cocción: 40 minutos.

Porciones: 4

Ingredientes:

- 1 cabeza de brócoli, floretes separados
- 2 cucharaditas de semillas de cilantro
- Un chorrito de aceite de oliva
- 1 cebolla amarilla picada
- Sal y pimienta negra al gusto
- Una pizca de pimiento rojo triturado
- 1 trozo pequeño de jengibre, picado
- 1 diente de ajo picado
- 28 onzas de tomates enlatados, en puré

Direcciones:

1. Ponga agua en una olla, agregue sal, hierva a fuego medio alto, agregue los floretes de brócoli, cocínelos al vapor por 2 minutos, transfiéralos a un recipiente lleno de agua helada, escúrralos y déjelos a un lado.

24

2. Calentar una sartén a fuego medio alto, agregar las semillas de cilantro, tostarlas por 4 minutos, pasar a un molinillo, molerlas y dejar reposar también.
3. Calienta una olla con el aceite a fuego medio, agrega la cebolla, la sal, la pimienta y el pimiento rojo, revuelve y cocina por 7 minutos.
4. Agregue jengibre, ajo y semillas de cilantro, revuelva y cocine por 3 minutos.
5. Agregue los tomates, hierva y cocine a fuego lento durante 10 minutos.
6. Agregue el brócoli, revuelva y cocine su estofado durante 12 minutos.
7. Dividir en tazones y servir.

¡Disfrutar!

Nutrición: calorías 150, grasa 4, fibra 2, carbohidratos 5, proteína 12

Sopa de berros increíble

Una sopa cetogénica al estilo chino suena bastante bien, ¿no?

Tiempo de preparación: 10 minutos.

Tiempo de cocción: 10 minutos.

Porciones: 4

Ingredientes:

- 6 tazas de caldo de pollo
- ¼ de taza de jerez
- 2 cucharaditas de aminoácidos de coco
- 6 y ½ tazas de berros
- Sal y pimienta negra al gusto
- 2 cucharaditas de ajonjolí
- 3 chalotas picadas
- 3 claras de huevo, batidas

Direcciones:

1. Ponga el caldo en una olla, mezcle con sal, pimienta, jerez y aminoácidos de coco, revuelva y deje hervir a fuego medio-alto.

2. Agregue las chalotas, los berros y las claras de huevo, revuelva, hierva, divida en tazones y sirva con semillas de sésamo espolvoreadas por encima.

¡Disfrutar!

Nutrición: calorías 50, grasa 1, fibra 0, carbohidratos 1, proteína 5

Deliciosa sopa de Bok Choy

¡Incluso puedes tener esto para la cena!

Tiempo de preparación: 10 minutos.

Tiempo de cocción: 15 minutos.

Porciones: 4

Ingredientes:

- 3 tazas de caldo de res
- 1 cebolla amarilla picada
- 1 manojo de bok choy, picado
- 1 y ½ tazas de champiñones picados
- Sal y pimienta negra al gusto
- ½ cucharada de hojuelas de pimiento rojo
- 3 cucharadas de aminoácidos de coco
- 3 cucharadas de queso parmesano rallado
- 2 cucharadas de salsa Worcestershire
- 2 tiras de tocino, picadas

Direcciones:

1. Caliente una olla a fuego medio alto, agregue el tocino, revuelva, cocine hasta que esté crujiente, transfiera a toallas de papel y escurra la grasa.

2. Calienta la olla nuevamente a fuego medio, agrega los champiñones y la cebolla, revuelve y cocina por 5 minutos.

3. Agregue el caldo, el bok choy, los aminoácidos de coco, la sal, la pimienta, las hojuelas de pimienta y la salsa Worcestershire, revuelva, tape y cocine hasta que el bok choy esté tierno.

4. Sirva la sopa en tazones, espolvoree parmesano y tocino y sirva.

¡Disfrutar!

Nutrición: calorías 100, grasa 3, fibra 1, carbohidratos 2, proteína 6

Salteado de Bok Choy

¡Es simple, es fácil y muy delicioso!

Tiempo de preparación: 10 minutos.

Tiempo de cocción: 7 minutos.

Porciones: 2

Ingredientes:

- 2 dientes de ajo picados
- 2 tazas de bok choy, picado
- 2 rebanadas de tocino, picadas
- Sal y pimienta negra al gusto
- Un chorrito de aceite de aguacate

Direcciones:

1. Caliente una sartén con el aceite a fuego medio, agregue el tocino, revuelva y dore hasta que esté crujiente, transfiera a toallas de papel y escurra la grasa.

2. Regrese la sartén a fuego medio, agregue el ajo y el bok choy, revuelva y cocine por 4 minutos.
3. Agregue sal, pimienta y devuelva el tocino, revuelva, cocine por 1 minuto más, divida entre platos y sirva.

¡Disfrutar!

Nutrición: calorías 50, grasa 1, fibra 1, carbohidratos 2, proteína 2

Crema de apio

¡Esto te impresionará!

Tiempo de preparación: 10 minutos.

Tiempo de cocción: 40 minutos.

Porciones: 4

Ingredientes:

- 1 manojo de apio picado
- Sal y pimienta negra al gusto
- 3 hojas de laurel
- ½ cabeza de ajo picada
- 2 cebollas amarillas picadas
- 4 tazas de caldo de pollo
- ¾ taza de crema espesa
- 2 cucharadas de ghee

Direcciones:

1. Calentar una olla con el ghee a fuego medio alto, agregar la cebolla, sal y pimienta, remover y cocinar por 5 minutos.
2. Agregue las hojas de laurel, el ajo y el apio, revuelva y cocine por 15 minutos.

3. Agregue el caldo, más sal y pimienta, revuelva, tape la olla, reduzca el fuego y cocine a fuego lento durante 20 minutos.
4. Agrega la nata, revuelve y licúa todo con una batidora de inmersión.
5. Sirva en tazones de sopa y sirva.

¡Disfrutar!

Nutrición: calorías 150, grasa 3, fibra 1, carbohidratos 2, proteína 6

Deliciosa sopa de apio

¡Es tan delicioso y delicioso! ¡Intentalo!

Tiempo de preparación: 10 minutos.

Tiempo de cocción: 25 minutos.

Porciones: 8

Ingredientes:

- 26 onzas de hojas y tallos de apio, picados
- 1 cucharada de hojuelas de cebolla
- Sal y pimienta negra al gusto
- 3 cucharaditas de fenogreco en polvo
- 3 cucharaditas de caldo de verduras en polvo
- 10 onzas de crema agria

Direcciones:

1. Coloque el apio en una olla, agregue agua para cubrir, agregue las hojuelas de cebolla, sal, pimienta, caldo en polvo y fenogreco en polvo, revuelva, hierva a fuego medio y cocine a fuego lento durante 20 minutos.
2. Use una licuadora de inmersión para hacer su crema, agregue crema agria, más sal y pimienta y mezcle nuevamente.

3. Caliente la sopa nuevamente a fuego medio, sirva en tazones y sirva.

¡Disfrutar!

Nutrición: calorías 140, grasa 2, fibra 1, carbohidratos 5, proteína 10

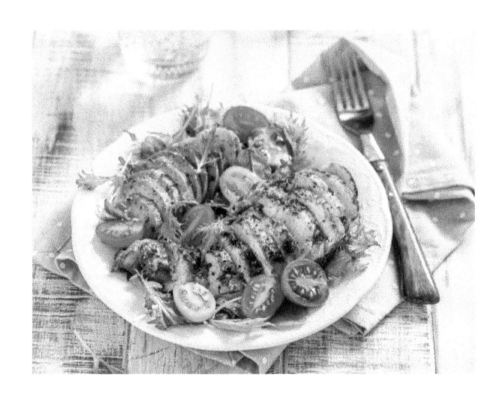

Estofado de apio increíble

¡Este estofado ceto al estilo iraní es tan sabroso y fácil de hacer!

Tiempo de preparación: 10 minutos.

Tiempo de cocción: 30 minutos.

Porciones: 6

Ingredientes:

- 1 manojo de apio, picado
- 1 cebolla amarilla picada
- 1 manojo de cebolla verde picada
- 4 dientes de ajo picados
- Sal y pimienta negra al gusto
- 1 manojo de perejil picado
- 2 manojos de menta picados
- 3 limones persas secos, pinchados con un tenedor
- 2 tazas de agua
- 2 cucharaditas de caldo de pollo
- 4 cucharadas de aceite de oliva

Direcciones:

1. Calienta una olla con el aceite a fuego medio alto, agrega la cebolla, las cebolletas y el ajo, revuelve y cocina por 6 minutos.
2. Agregue el apio, los limones persas, el caldo de pollo, la sal, la pimienta y el agua, revuelva, tape la olla y cocine a fuego medio durante 20 minutos.
3. Agregue el perejil y la menta, revuelva y cocine por 10 minutos más.
4. Dividir en tazones y servir.

¡Disfrutar!

Nutrición: calorías 170, grasa 7, fibra 4, carbohidratos 6, proteína 10

Sopa de espinacas

¡Es una sopa cetogénica texturizada y cremosa que tienes que probar pronto!

Tiempo de preparación: 10 minutos.

Tiempo de cocción: 15 minutos.

Porciones: 8

Ingredientes:

- 2 cucharadas de ghee
- 20 onzas de espinaca picada
- 1 cucharadita de ajo picado
- Sal y pimienta negra al gusto
- 45 onzas de caldo de pollo
- ½ cucharadita de nuez moscada molida
- 2 tazas de crema espesa
- 1 cebolla amarilla picada

Direcciones:

1. Calienta una olla con el ghee a fuego medio, agrega la cebolla, revuelve y cocina por 4 minutos.
2. Agregue el ajo, revuelva y cocine por 1 minuto.

3. Agregue las espinacas y el caldo, revuelva y cocine por 5 minutos.

4. Licúa la sopa con una batidora de inmersión y vuelve a calentar la sopa.

5. Agregue sal, pimienta, nuez moscada y crema, revuelva y cocine por 5 minutos más.

6. Sirva en tazones y sirva.

¡Disfrutar!

Nutrición: calorías 245, grasa 24, fibra 3, carbohidratos 4, proteína 6

Deliciosos Salteados De Mostaza

¡Esto es tan sabroso!

Tiempo de preparación: 10 minutos.

Tiempo de cocción: 20 minutos.

Porciones: 4

Ingredientes:

- 2 dientes de ajo picados
- 1 cucharada de aceite de oliva
- 2 libras y media de berza, picada
- 1 cucharadita de jugo de limón.
- 1 cucharada de ghee
- Sal y pimienta negra al gusto

Direcciones:

1. Ponga un poco de agua en una olla, agregue sal y cocine a fuego lento a fuego medio.
2. Agregue las verduras, tape y cocine por 15 minutos.
3. Escurra bien las hojas de berza, exprima el líquido y colóquelas en un tazón.
4. Calentar una sartén con el aceite y el ghee a fuego medio alto, agregar la col, la sal, la pimienta y el ajo.

5. Revuelva bien y cocine por 5 minutos.

6. Agregue más sal y pimienta si es necesario, rocíe jugo de limón, revuelva, divida en platos y sirva.

¡Disfrutar!

Nutrición: calorías 151, grasa 6, fibra 3, carbohidratos 7, proteína 8

Sabrosas coles verdes y jamón

¡Este sabroso plato estará listo en poco tiempo!

Tiempo de preparación: 10 minutos.

Hora de cocinar: 1 hora y 40 minutos

Porciones: 4

Ingredientes:

- 4 onzas de jamón, deshuesado, cocido y picado
- 1 cucharada de aceite de oliva
- 2 libras de berza, cortada en tiras medianas
- 1 cucharadita de hojuelas de pimiento rojo, triturado
- Sal y pimienta negra al gusto
- 2 tazas de caldo de pollo
- 1 cebolla amarilla picada
- 4 onzas de vino blanco seco
- 1 onza de cerdo salado
- ¼ taza de vinagre de sidra de manzana
- ½ taza de ghee, derretido

Direcciones:

1. Calienta una sartén con el aceite a fuego medio alto, agrega el jamón y la cebolla, revuelve y cocina por 4 minutos.
2. Agregue el cerdo salado, la col, el caldo, el vinagre y el vino, revuelva y deje hervir.
3. Reduzca el fuego, tape la sartén y cocine por 1 hora y 30 minutos revolviendo de vez en cuando.
4. Agregue el ghee, deseche el cerdo salado, revuelva, cocine todo por 10 minutos, divida en platos y sirva.

¡Disfrutar!

Nutrición: calorías 150, grasa 12, fibra 2, carbohidratos 4, proteína 8

Sabrosas berzas y tomates

¡Esto es simplemente fantástico!

Tiempo de preparación: 10 minutos.

Tiempo de cocción: 12 minutos.

Porciones: 5

Ingredientes:

- 1 libra de berza
- 3 tiras de tocino, picadas
- ¼ taza de tomates cherry, cortados por la mitad
- 1 cucharada de vinagre de sidra de manzana
- 2 cucharadas de caldo de pollo
- Sal y pimienta negra al gusto

Direcciones:

1. Caliente una sartén a fuego medio, agregue el tocino, revuelva y cocine hasta que se dore.

2. Agregue los tomates, la col, el vinagre, el caldo, la sal y la pimienta, revuelva y cocine por 8 minutos.
3. Agregue más sal y pimienta, revuelva de nuevo suavemente, divida en platos y sirva.

¡Disfrutar!

Nutrición: calorías 120, grasa 8, fibra 1, carbohidratos 3, proteína 7

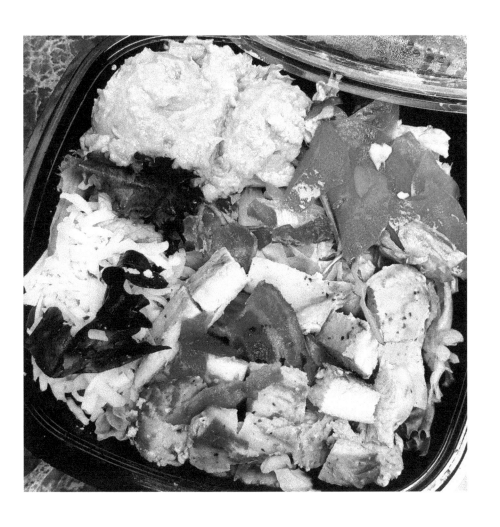

47

Sopa especial de acelgas

¡Es tan increíble!

Tiempo de preparación: 10 minutos.

Hora de cocinar: 2 horas y 10 minutos

Porciones: 4

Ingredientes:

- 1 cebolla morada picada
- 1 manojo de acelgas picadas
- 1 calabaza amarilla picada
- 1 calabacín picado
- 1 pimiento verde picado
- Sal y pimienta negra al gusto
- 6 zanahorias picadas
- 4 tazas de tomates picados
- 1 taza de floretes de coliflor, picados
- 1 taza de ejotes, picados
- 6 tazas de caldo de pollo
- 7 onzas de pasta de tomate enlatada
- 2 tazas de agua
- 1 libra de salchicha picada

- 2 dientes de ajo picados
- 2 cucharaditas de tomillo picado
- 1 cucharadita de romero seco
- 1 cucharada de hinojo picado
- ½ cucharadita de hojuelas de pimiento rojo
- Un poco de parmesano rallado para servir

Direcciones:

1. Caliente una sartén a fuego medio alto, agregue la salchicha y el ajo, revuelva y cocine hasta que se dore y transfiera junto con sus jugos a su olla de cocción lenta.
2. Agregue cebolla, acelga, calabaza, pimiento, calabacín, zanahorias, tomates, coliflor, judías verdes, pasta de tomate, caldo, agua, tomillo, hinojo, romero, hojuelas de pimienta, sal y pimienta, revuelva, cubra y cocine a temperatura alta durante 2 horas.
3. Destape la olla, revuelva la sopa, sirva en tazones, espolvoree parmesano encima y sirva.

¡Disfrutar!

Nutrición: calorías 150, grasa 8, fibra 2, carbohidratos 4, proteína 9

Crema de tomate asado

¡Te hará el día mucho más fácil!

Tiempo de preparación: 10 minutos.

Tiempo de cocción: 1 hora.

Porciones: 8

Ingredientes:

- 1 chile jalapeño, picado
- 4 dientes de ajo picados
- 2 libras de tomates cherry, cortados en mitades
- 1 cebolla amarilla, cortada en gajos
- Sal y pimienta negra al gusto
- ¼ taza de aceite de oliva
- ½ cucharadita de orégano seco
- 4 tazas de caldo de pollo
- ¼ taza de albahaca picada
- ½ taza de parmesano rallado

Direcciones:

1. Unte los tomates y la cebolla en una fuente para horno, agregue el ajo y la guindilla, sazone con sal, pimienta y orégano y rocíe el aceite.

2. Mezcle para cubrir y hornee en el horno a 425 grados F durante 30 minutos.
3. Saque la mezcla de tomates del horno, transfiérala a una olla, agregue el caldo y caliente todo a fuego medio alto.
4. Deje hervir, tape la olla, reduzca el fuego y cocine a fuego lento durante 20 minutos.
5. Licue con una licuadora de inmersión, agregue sal y pimienta al gusto y albahaca, revuelva y sirva en tazones de sopa.
6. Espolvoree parmesano encima y sirva.

¡Disfrutar!

Nutrición: calorías 140, grasa 2, fibra 2, carbohidratos 5, proteína 8

Sopa de berenjena

¡Esto es justo lo que necesitabas hoy!

Tiempo de preparación: 10 minutos.

Tiempo de cocción: 50 minutos.

Porciones: 4

Ingredientes:

- 4 tomates
- 1 cucharadita de ajo picado
- ¼ de cebolla amarilla picada
- Sal y pimienta negra al gusto
- 2 tazas de caldo de pollo
- 1 hoja de laurel
- ½ taza de crema espesa
- 2 cucharadas de albahaca picada
- 4 cucharadas de queso parmesano rallado
- 1 cucharada de aceite de oliva
- 1 berenjena picada

Direcciones:

1. Extienda los trozos de berenjena en una bandeja para hornear, mezcle con aceite, cebolla, ajo, sal y pimienta,

introduzca en el horno a 400 grados F y hornee por 15 minutos.

2. Ponga agua en una olla, hierva a fuego medio, agregue los tomates, cocínelos al vapor por 1 minuto, pélelos y pique.

3. Saque la mezcla de berenjena del horno y transfiérala a una olla.

4. Agregue los tomates, el caldo, la hoja de laurel, la sal y la pimienta, revuelva, hierva y cocine a fuego lento durante 30 minutos.

5. Agregue la crema espesa, la albahaca y el parmesano, revuelva, sirva en tazones de sopa y sirva.

¡Disfrutar!

Nutrición: calorías 180, grasa 2, fibra 3, carbohidratos 5, proteína 10

Guiso de berenjenas

¡Esto es perfecto para una comida familiar!

Tiempo de preparación: 10 minutos.

Tiempo de cocción: 30 minutos.

Porciones: 4

Ingredientes:

- 1 cebolla morada picada
- 2 dientes de ajo picados
- 1 manojo de perejil picado
- Sal y pimienta negra al gusto
- 1 cucharadita de orégano seco
- 2 berenjenas, cortadas en trozos medianos
- 2 cucharadas de aceite de oliva
- 2 cucharadas de alcaparras picadas
- 1 puñado de aceitunas verdes, sin hueso y en rodajas
- 5 tomates picados
- 3 cucharadas de vinagre de hierbas

Direcciones:

1. Calienta una olla con el aceite a fuego medio, agrega la berenjena, el orégano, la sal y la pimienta, revuelve y cocina por 5 minutos.
2. Agregue el ajo, la cebolla y el perejil, revuelva y cocine por 4 minutos.
3. Agregue las alcaparras, las aceitunas, el vinagre y los tomates, revuelva y cocine por 15 minutos.
4. Agregue más sal y pimienta si es necesario, revuelva, divida en tazones y sirva.

¡Disfrutar!

Nutrición: calorías 200, grasa 13, fibra 3, carbohidratos 5, proteína 7

Sopa De Pimientos Asados

¡Esto no solo es muy delicioso! ¡Es cetogénico y saludable también!

Tiempo de preparación: 10 minutos.

Tiempo de cocción: 15 minutos.

Porciones: 6

Ingredientes:

- 12 onzas de pimientos morrones asados, picados
- 2 cucharadas de aceite de oliva
- 2 dientes de ajo picados
- 29 onzas de caldo de pollo enlatado
- Sal y pimienta negra al gusto
- 7 onzas de agua
- 2/3 taza de crema espesa
- 1 cebolla amarilla picada
- ¼ taza de parmesano rallado
- 2 tallos de apio picados

Direcciones:

1. Calienta una olla con el aceite a fuego medio, agrega la cebolla, el ajo, el apio, un poco de sal y pimienta, revuelve y cocina por 8 minutos.

2. Agregue los pimientos, el agua y el caldo, revuelva, hierva, cubra, reduzca el fuego y cocine a fuego lento durante 5 minutos.

3. Use una licuadora de inmersión para hacer puré la sopa, luego agregue más sal, pimienta y crema, revuelva, hierva y retire el fuego.

4. Sirva en tazones, espolvoree parmesano y sirva.

¡Disfrutar!

Nutrición: calorías 176, grasa 13, fibra 1, carbohidratos 4, proteína 6

Deliciosa sopa de repollo

¡Esta deliciosa sopa de repollo se convertirá muy pronto en tu nueva sopa ceto favorita!

Tiempo de preparación: 10 minutos.

Tiempo de cocción: 45 minutos.

Porciones: 8

Ingredientes:

- 1 diente de ajo picado
- 1 col picada
- 2 libras de carne molida
- 1 cebolla amarilla picada
- 1 cucharadita de comino
- 4 cubitos de caldo
- Sal y pimienta negra al gusto
- 10 onzas de tomates enlatados y chiles verdes
- 4 tazas de agua

Direcciones:

1. Calentar una sartén a fuego medio, agregar la carne, revolver y dorar por unos minutos.

2. Agregue la cebolla, revuelva, cocine por 4 minutos más y transfiera a una olla.

3. Calentar, agregar el repollo, el comino, el ajo, los cubitos de caldo, los tomates y los chiles y el agua, remover, llevar a ebullición a fuego alto, tapar, reducir la temperatura y cocinar por 40 minutos.

4. Sazone con sal y pimienta, revuelva, sirva en tazones de sopa y sirva.

¡Disfrutar!

Nutrición: calorías 200, grasa 3, fibra 2, carbohidratos 6, proteína 8

Trufas de chocolate

¡Son tan maravillosos y deliciosos!

Tiempo de preparación: 10 minutos.

Tiempo de cocción: 6 minutos.

Porciones: 22

Ingredientes:

- 1 taza de chispas de chocolate sin azúcar
- 2 cucharadas de mantequilla
- 2/3 taza de crema espesa
- 2 cucharaditas de brandy
- 2 cucharadas de viraje
- ¼ de cucharadita de extracto de vainilla
- Polvo de cacao

Direcciones:

1. Poner la nata espesa en un recipiente resistente al calor, agregar el vinagre, la mantequilla y las chispas de chocolate, revolver, introducir en el microondas y calentar durante 1 minuto.
2. Dejar reposar por 5 minutos, remover bien y mezclar con brandy y vainilla.

3. Remueve de nuevo, deja reposar en el frigorífico un par de horas.
4. Usa un melon baller para dar forma a tus trufas, enróllalas en cacao en polvo y sírvelas.

¡Disfrutar!

Nutrición: calorías 60, grasa 5, fibra 4, carbohidratos 6, proteína 1

Donuts deliciosos

¡Estas donas cetogénicas tienen un aspecto y un sabor maravillosos!

Tiempo de preparación: 10 minutos.

Tiempo de cocción: 15 minutos.

Porciones: 24

Ingredientes:

- ¼ taza de eritritol
- ¼ de taza de harina de linaza
- ¾ taza de harina de almendras
- 1 cucharadita de levadura en polvo
- 1 cucharadita de extracto de vainilla
- 2 huevos
- 3 cucharadas de aceite de coco
- ¼ taza de leche de coco
- 20 gotas de colorante rojo para alimentos
- Una pizca de sal
- 1 cucharada de cacao en polvo

Direcciones:

1. En un tazón, mezcle la harina de linaza con harina de almendras, cacao en polvo, levadura en polvo, eritritol y sal y revuelva.
2. En otro tazón, mezcle el aceite de coco con la leche de coco, la vainilla, el colorante para alimentos y los huevos y revuelva.
3. Combine las 2 mezclas, revuelva con una batidora de mano, transfiéralas a una bolsa, haga un agujero en la bolsa y forme 12 donas en una bandeja para hornear.
4. Introducir en el horno a 350 grados F y hornear por 15 minutos.
5. Colócalos en una fuente y sírvelos.

¡Disfrutar!

Nutrición: calorías 60, grasa 4, fibra 0, carbohidratos 1, proteína 2

Bombas de chocolate

¡Debes probar estos hoy!

Tiempo de preparación: 10 minutos.

Tiempo de cocción: 10 minutos.

Porciones: 12

Ingredientes:

- 10 cucharadas de aceite de coco
- 3 cucharadas de nueces de macadamia picadas
- 2 paquetes de stevia
- 5 cucharadas de coco en polvo sin azúcar
- Una pizca de sal

Direcciones:

1. Ponga aceite de coco en una olla y derrita a fuego medio.
2. Agrega la stevia, la sal y el cacao en polvo, revuelve bien y retira el fuego.
3. Vierta esto en una bandeja de dulces y manténgalo en el refrigerador por un tiempo.
4. Espolvoree nueces de macadamia por encima y guárdelas en el refrigerador hasta que las sirva.

¡Disfrutar!

Nutrición: calorías 50, grasa 1, fibra 0, carbohidratos 1, proteína 2

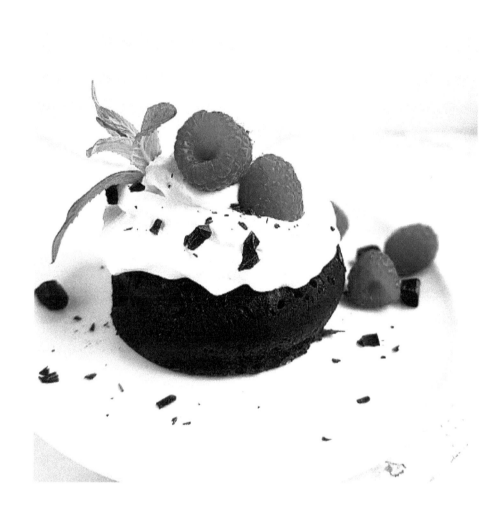

Postre de gelatina increíble

¡Es más de lo que te imaginas!

Tiempo de preparación: 2 horas 10 minutos

Tiempo de cocción: 5 minutos.

Porciones: 12

Ingredientes:

- 2 onzas paquetes de gelatina sin azúcar
- 1 taza de agua fría
- 1 taza de agua caliente
- 3 cucharadas de eritritol
- 2 cucharadas de gelatina en polvo
- 1 cucharadita de extracto de vainilla
- 1 taza de crema espesa
- 1 taza de agua hirviendo

Direcciones:

1. Coloque los paquetes de gelatina en un recipiente, agregue 1 taza de agua caliente, revuelva hasta que se disuelva y luego mezcle con 1 taza de agua fría.
2. Vierta esto en un plato cuadrado forrado y manténgalo en la nevera durante 1 hora.

3. Cortar en cubos y dejar de lado por ahora.
4. Mientras tanto, en un bol, mezcle eritritol con extracto de vainilla, 1 taza de agua hirviendo, gelatina y crema espesa y revuelva muy bien.
5. Vierta la mitad de esta mezcla en un molde redondo de silicona, esparza los cubitos de gelatina y cubra con el resto de la gelatina.
6. Conservar en la nevera 1 hora más y luego servir.

¡Disfrutar!

Nutrición: calorías 70, grasa 1, fibra 0, carbohidratos 1, proteína 2

Tarta de fresa

¡Es tan delicioso!

Tiempo de preparación: 2 horas y 10 minutos

Tiempo de cocción: 5 minutos.

Porciones: 12

Ingredientes:

Para la corteza:

- 1 taza de coco rallado
- 1 taza de pipas de girasol
- ¼ taza de mantequilla
- Una pizca de sal

Para el llenado:

- 1 cucharadita de gelatina
- 8 onzas de queso crema
- 4 onzas de fresas
- 2 cucharadas de agua
- ½ cucharada de jugo de limón
- ¼ de cucharadita de stevia
- ½ taza de crema espesa
- 8 onzas de fresas, picadas para servir

- 16 onzas de crema espesa para servir

Direcciones:

1. En su procesador de alimentos, mezcle las semillas de girasol con el coco, una pizca de sal y mantequilla y revuelva bien.
2. Ponga esto en una sartén con forma de resorte engrasado y presione bien en el fondo.
3. Calentar una cacerola con el agua a fuego medio, agregar la gelatina, remover hasta que se disuelva, retirar del fuego y dejar enfriar.
4. Agregue esto a su procesador de alimentos, mezcle con 4 onzas de fresas, queso crema, jugo de limón y stevia y mezcle bien.
5. Agregue ½ taza de crema espesa, revuelva bien y extienda esto sobre la base.
6. Cubra con 8 onzas de fresas y 16 onzas de crema espesa y manténgalas en el refrigerador durante 2 horas antes de cortarlas y servirlas.

¡Disfrutar!

Nutrición: calorías 234, grasa 23, fibra 2, carbohidratos 6, proteína 7

Delicioso pastel de chocolate

¡Este pastel especial seguramente impresionará a tus seres queridos!

Tiempo de preparación: 3 horas 10 minutos

Tiempo de cocción: 20 minutos.

Porciones: 10

Ingredientes:

Para la corteza:

- ½ cucharadita de levadura en polvo
- 1 y ½ taza de corteza de almendras
- Una pizca de sal
- 1/3 taza de stevia
- 1 huevo
- 1 y ½ cucharadita de extracto de vainilla
- 3 cucharadas de mantequilla
- 1 cucharadita de mantequilla para la sartén

Para el llenado:

- 1 cucharada de extracto de vainilla
- 4 cucharadas de mantequilla
- 4 cucharadas de crema agria
- 16 onzas de queso crema
- ½ taza de stevia cortada
- ½ taza de cacao en polvo

- 2 cucharaditas de stevia granulada
- 1 taza de nata para montar
- 1 cucharadita de extracto de vainilla

Direcciones:

1. Engrase un molde con forma de resorte con 1 cucharadita de mantequilla y déjelo a un lado por ahora.
2. En un tazón, mezcle el polvo de hornear con 1/3 de taza de stevia, una pizca de sal y harina de almendras y revuelva.
3. Agrega 3 cucharadas de mantequilla, huevo y 1 y ½ cucharadita de extracto de vainilla, revuelve hasta obtener una masa.
4. Presione esto bien en un molde con forma de resorte, introdúzcalo en el horno a 375 grados F y hornee por 11 minutos.
5. Saque la base de la tarta del horno, cúbrala con papel de aluminio y hornee por 8 minutos más.
6. Sácalo de nuevo del horno y déjalo a un lado para que se enfríe.
7. Mientras tanto, en un tazón, mezcle el queso crema con 4 cucharadas de mantequilla, crema agria, 1 cucharada de extracto de vainilla, cacao en polvo y ½ taza de stevia y revuelva bien.

8. En otro tazón, mezcle la crema batida con 2 cucharaditas de stevia y 1 cucharadita de extracto de vainilla y revuelva con su batidora.

9. Combinar las 2 mezclas, verter en la base de la tarta, esparcir bien, introducir en el frigorífico durante 3 horas y luego servir.

Nutrición: calorías 450, grasa 43, fibra 3, carbohidratos 7, proteína 7

Tartas de queso sabrosas

¡Esta es una idea de postre amigable con la dieta cetogénica que debes probar!

Tiempo de preparación: 10 minutos.

Tiempo de cocción: 15 minutos.

Porciones: 9

Ingredientes:

Para las tartas de queso:

- 2 cucharadas de mantequilla
- 8 onzas de queso crema
- 3 cucharadas de café
- 3 huevos
- 1/3 taza de desviación
- 1 cucharada de sirope de caramelo sin azúcar

Para el glaseado:

- 3 cucharadas de sirope de caramelo sin azúcar
- 3 cucharadas de mantequilla
- 8 onzas de queso mascarpone, suave
- 2 cucharadas de viraje

Direcciones:

1. En la licuadora, mezcle el queso crema con los huevos, 2 cucharadas de mantequilla, café, 1 cucharada de almíbar de caramelo y 1/3 taza de viraje y pulso muy bien.
2. Vierta esto en un molde para cupcakes, introdúzcalo en el horno a 350 grados F y hornee por 15 minutos.
3. Dejar enfriar y luego conservar en el congelador durante 3 horas.
4. Mientras tanto, en un tazón, mezcle 3 cucharadas de mantequilla con 3 cucharadas de sirope de caramelo, 2 cucharadas de queso vado y mascarpone y mezcle bien.
5. Vierta esto sobre los pasteles de queso y sírvalos.

¡Disfrutar!

Nutrición: calorías 254, grasa 23, fibra 0, carbohidratos 1, proteína 5

Postre de frambuesa y coco

¡Son fáciles de hacer y tienen un sabor delicioso!

Tiempo de preparación: 10 minutos.

Tiempo de cocción: 5 minutos.

Porciones: 12

Ingredientes:

- ½ taza de mantequilla de coco
- ½ taza de aceite de coco
- ½ taza de frambuesas, secas
- ¼ de taza de desviación
- ½ taza de coco rallado

Direcciones:

1. En su procesador de alimentos, mezcle muy bien las bayas secas.
2. Calentar una sartén con la mantequilla a fuego medio.
3. Agregue aceite, coco y vire, revuelva y cocine por 5 minutos.
4. Vierta la mitad de esto en una bandeja para hornear forrada y extienda bien.
5. Agrega el polvo de frambuesa y esparce también.

6. Cubra con el resto de la mezcla de mantequilla, extienda y guarde en el refrigerador por un tiempo.
7. Cortar en trozos y servir.

¡Disfrutar!

Nutrición: calorías 234, grasa 22, fibra 2, carbohidratos 4, proteína 2

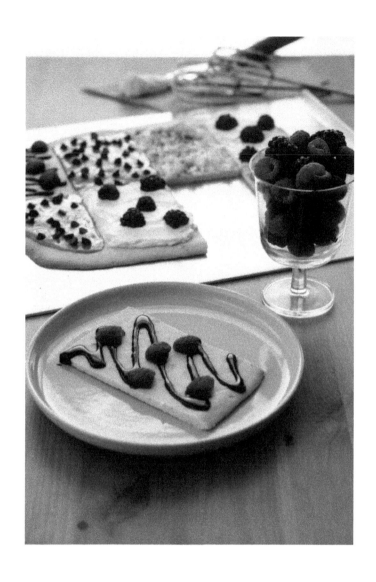

Tazas de chocolate sabrosas

¡Todos adorarán estas delicias de chocolate!

Tiempo de preparación: 30 minutos.

Tiempo de cocción: 5 minutos.

Porciones: 20

Ingredientes:

- ½ taza de mantequilla de coco
- ½ taza de aceite de coco
- 3 cucharadas de viraje
- ½ taza de coco rallado
- 1,5 onzas de manteca de cacao
- 1 onza de chocolate sin azúcar
- ¼ taza de cacao en polvo
- ¼ de cucharadita de extracto de vainilla
- ¼ de taza de desviación

Direcciones:

1. En una sartén, mezcle la mantequilla de coco con el aceite de coco, revuelva y caliente a fuego medio.
2. Agregue el coco y 3 cucharadas de desviación, revuelva bien, retire del fuego, coloque en un molde para

muffins forrado y manténgalo en el refrigerador durante 30 minutos.

3. Mientras tanto, en un tazón, mezcle la manteca de cacao con el chocolate, el extracto de vainilla y ¼ de taza de viraje y revuelva bien.

4. Coloque esto sobre un recipiente lleno de agua hirviendo y revuelva hasta que todo esté suave.

5. Vierta esto sobre los cupcakes de coco, manténgalo en el refrigerador por 15 minutos más y luego sirva.

¡Disfrutar!

Nutrición: calorías 240, grasa 23, fibra 4, carbohidratos 5, proteína 2

Mousse simple y delicioso

¡Esto es simplemente hipnotizador! ¡Es genial!

Tiempo de preparación: 10 minutos.

Tiempo de cocción: 0 minutos.

Porciones: 12

Ingredientes:

- 8 onzas de queso mascarpone
- ¾ cucharadita de stevia de vainilla
- 1 taza de nata para montar
- ½ pinta de arándanos
- ½ pinta de fresas

Direcciones:

1. En un tazón, mezcle la crema para batir con stevia y mascarpone y mezcle bien con su batidora.
2. Coloque una capa de arándanos y fresas en 12 vasos, luego una capa de crema y así sucesivamente.
3. ¡Sirve esta mousse fría!

¡Disfrutar!

Nutrición: calorías 143, grasa 12, fibra 1, carbohidratos 3, proteína 2

Dulce de mantequilla de maní simple

¡Solo necesitas unos pocos ingredientes para hacer este sabroso postre ceto!

Tiempo de preparación: 2 horas y 10 minutos
Tiempo de cocción: 2 minutos.
Porciones: 12

Ingredientes:
- 1 taza de mantequilla de maní sin azúcar
- ¼ taza de leche de almendras
- 2 cucharaditas de stevia de vainilla
- 1 taza de aceite de coco
- Una pizca de sal

Para el aderezo:
- 2 cucharadas de viraje
- 2 cucharadas de aceite de coco derretido
- ¼ taza de cacao en polvo

Direcciones:
1. En un recipiente resistente al calor, mezcle la mantequilla de maní con 1 taza de aceite de coco,

revuelva y caliente en su microondas hasta que se derrita.

2. Agrega una pizca de sal, leche de almendras y stevia, revuelve bien todo y vierte en un molde para pan forrado.

3. Conservar en la nevera durante 2 horas y luego cortarlo en rodajas.

4. En un tazón, mezcle 2 cucharadas de coco derretido con cacao en polvo y vire y revuelva muy bien.

5. Rocíe la salsa sobre su dulce de mantequilla de maní y sirva.

¡Disfrutar!

Nutrición: calorías 265, grasa 23, fibra 2, carbohidratos 4, proteína 6

Helado de vainilla

¡Prueba este helado cetogénico en un día de verano!

Tiempo de preparación: 3 horas y 10 minutos
Tiempo de cocción: 0 minutos.
Porciones: 6

Ingredientes:

- 4 huevos, yemas y claras separadas
- ¼ de cucharadita de crémor tártaro
- ½ taza de desvío
- 1 cucharada de extracto de vainilla
- 1 y ¼ taza de crema batida espesa

Direcciones:

1. En un tazón, mezcle las claras de huevo con el crémor tártaro y vire y revuelva con su batidora.
2. En otro bol, bata la nata con el extracto de vainilla y licue muy bien.
3. Combine las 2 mezclas y revuelva suavemente.
4. En otro bol, bata muy bien las yemas de huevo y luego agregue la mezcla de dos claras de huevo.

5. Revuelva suavemente, vierta esto en un recipiente y manténgalo en el congelador durante 3 horas antes de servir su helado.

¡Disfrutar!

Nutrición: calorías 243, grasa 22, fibra 0, carbohidratos 2, proteína 4

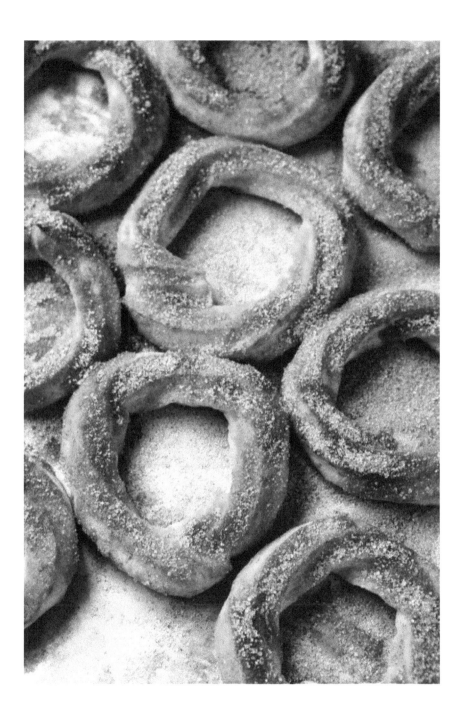

Cuadrados de tarta de queso

¡Se ven tan bien!

Tiempo de preparación: 10 minutos.

Tiempo de cocción: 20 minutos.

Porciones: 9

Ingredientes:
- 5 onzas de aceite de coco derretido
- ½ cucharadita de levadura en polvo
- 4 cucharadas de viraje
- 1 cucharadita de vainilla
- 4 onzas de queso crema
- 6 huevos
- ½ taza de arándanos

Direcciones:
1. En un bol, mezcle el aceite de coco con los huevos, el queso crema, la vainilla, el vinagre y el polvo de hornear y mezcle con una licuadora de inmersión.
2. Dobla los arándanos, vierte todo en una fuente para hornear cuadrada, introduce en el horno a 320 grados F y hornea por 20 minutos.

3. Deja que el pastel se enfríe, córtalo en cuadritos y sírvelo.

¡Disfrutar!

Nutrición: calorías 220, grasa 2, fibra 0.5, carbohidratos 2, proteína 4

Brownies sabrosos

¡Estos brownies cetogénicos sin harina son excelentes!

Tiempo de preparación: 10 minutos.

Tiempo de cocción: 20 minutos.

Porciones: 12

Ingredientes:

- 6 onzas de aceite de coco derretido
- 6 huevos
- 3 onzas de cacao en polvo
- 2 cucharaditas de vainilla
- ½ cucharadita de levadura en polvo
- 4 onzas de queso crema
- 5 cucharadas de viraje

Direcciones:

1. En una licuadora, mezcle los huevos con aceite de coco, cacao en polvo, polvo de hornear, vainilla, queso crema y vire y revuelva con una batidora.

2. Vierta esto en una fuente para hornear forrada, introdúzcalo en el horno a 350 grados F y hornee por 20 minutos.

3. Cortar en trozos rectangulares cuando estén fríos y servir.

¡Disfrutar!

Nutrición: calorías 178, grasa 14, fibra 2, carbohidratos 3, proteína 5

Budín de chocolate

¡Este pudín es tan sabroso!

Tiempo de preparación: 50 minutos.

Tiempo de cocción: 5 minutos.

Porciones: 2

Ingredientes:

- 2 cucharadas de agua
- 1 cucharada de gelatina
- 2 cucharadas de sirope de arce
- ½ cucharadita de polvo de stevia
- 2 cucharadas de cacao en polvo
- 1 taza de leche de coco

Direcciones:

1. Calentar una sartén con la leche de coco a fuego medio, agregar la stevia y el cacao en polvo y revolver bien.

2. En un tazón, mezcle la gelatina con agua, revuelva bien y agregue a la sartén.

3. Revuelva bien, agregue el jarabe de arce, vuelva a batir, divida en moldes y guarde en el refrigerador por 45 minutos.

4. Servir frío.

¡Disfrutar!

Nutrición: calorías 140, grasa 2, fibra 2, carbohidratos 4, proteína 4

Parfaits de vainilla

¡Estos te harán sentir increíble!

Tiempo de preparación: 10 minutos.

Tiempo de cocción: 0 minutos.

Porciones: 4

Ingredientes:

- 14 onzas de leche de coco enlatada
- 1 cucharadita de extracto de vainilla
- 10 gotas de stevia
- 4 onzas de bayas
- 2 cucharadas de nueces picadas

Direcciones:

1. En un bol, mezcla la leche de coco con la stevia y el extracto de vainilla y bate con tu batidora.
2. EN otro tazón, mezcle las bayas con las nueces y revuelva.
3. Vierta la mitad de la mezcla de vainilla y coco en 4 frascos, agregue una capa de bayas y cubra con el resto de la mezcla de vainilla.
4. Cubra con la mezcla de frutos rojos y nueces, introduzca en el refrigerador hasta que lo sirva.

¡Disfrutar!

Nutrición: calorías 400, grasa 23, fibra 4, carbohidratos 6, proteína 7

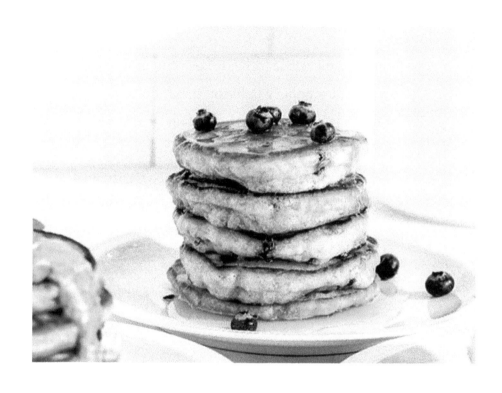

Budín de aguacate simple

¡Es muy fácil de hacer en casa y sigue los principios cetogénicos!

Tiempo de preparación: 10 minutos.

Tiempo de cocción: 0 minutos.

Porciones: 4

Ingredientes:

- 2 aguacates, sin hueso, pelados y picados
- 2 cucharaditas de extracto de vainilla
- 80 gotas de stevia
- 1 cucharada de jugo de lima
- 14 onzas de leche de coco enlatada

Direcciones:

1. En tu licuadora, mezcla el aguacate con la leche de coco, el extracto de vainilla, la stevia y el jugo de lima, licúa bien, vierte en tazones de postre y mantén en el refrigerador hasta que lo sirvas.

¡Disfrutar!

Nutrición: calorías 150, grasa 3, fibra 3, carbohidratos 5, proteína 6

Delicia de menta

¡Tiene una textura y un sabor tan frescos!

Tiempo de preparación: 2 horas y 10 minutos

Tiempo de cocción: 0 minutos.

Porciones: 3

Ingredientes:

- ½ taza de aceite de coco derretido
- 3 gotas de stevia
- 1 cucharada de cacao en polvo

Para el pudín:

- 1 cucharadita de aceite de menta
- 14 onzas de leche de coco enlatada
- 1 aguacate, sin hueso, pelado y picado
- 10 gotas de stevia

Direcciones:

1. En un bol, mezcle aceite de coco con cacao en polvo y 3 gotas de stevia, revuelva bien, transfiera a un recipiente forrado y guarde en el refrigerador por 1 hora.

2. Pica esto en trozos pequeños y déjalo a un lado por ahora.
3. En tu licuadora, mezcla la leche de coco con el aguacate, 10 gotas de stevia y aceite de menta y licúa bien.
4. Agrega las chispas de chocolate, dóblalas suavemente, divide el pudín en tazones y mantén en el refrigerador por 1 hora más.

¡Disfrutar!

Nutrición: calorías 140, grasa 3, fibra 2, carbohidratos 3, proteína 4

Pudín de coco increíble

¡Tienes que amar este pudín cetogénico!

Tiempo de preparación: 10 minutos.

Tiempo de cocción: 10 minutos.

Porciones: 4

Ingredientes:

- 1 y 2/3 tazas de leche de coco
- 1 cucharada de gelatina
- 6 cucharadas de viraje
- 3 yemas de huevo
- ½ cucharadita de extracto de vainilla

Direcciones:

1. En un bol, mezcla la gelatina con 1 cucharada de leche de coco, revuelve bien y deja a un lado por ahora.
2. Pon el resto de la leche en una sartén y calienta a fuego medio.
3. Agregue el batido, revuelva y cocine por 5 minutos.
4. En un bol, mezcla las yemas de huevo con la leche de coco caliente y el extracto de vainilla, revuelve bien y devuelve todo a la sartén.

5. Cocine por 4 minutos, agregue gelatina y revuelva bien.

6. Divida esto en 4 moldes y guarde su pudín en el refrigerador hasta que lo sirva.

¡Disfrutar!

Nutrición: calorías 140, grasa 2, fibra 0, carbohidratos 2, proteína 2

Pudín especial

¡Debes probar este pudín también!

Tiempo de preparación: 4 horas y 10 minutos

Tiempo de cocción: 3 minutos.

Porciones: 2

Ingredientes:

- 4 cucharaditas de gelatina
- ¼ de cucharadita de stevia líquida
- 1 taza de leche de coco
- Una pizca de cardamomo, molido
- ¼ de cucharadita de jengibre molido
- Una pizca de nuez moscada molida

Direcciones:

1. En un bol, mezcle ¼ de taza de leche con gelatina y revuelva bien.
2. Pon el resto de la leche de coco en una olla y calienta a fuego medio.
3. Agrega la gelatina mixta, remueve, retira del fuego, deja enfriar y luego guarda en el refrigerador por 4 horas.

4. Transfiera esto a un procesador de alimentos, agregue stevia, cardamomo, nuez moscada y jengibre y mezcle por un par de minutos.
5. Dividir en tazas de postre y servir frío.

¡Disfrutar!

Nutrición: calorías 150, grasa 1, fibra 0, carbohidratos 2, proteína 6

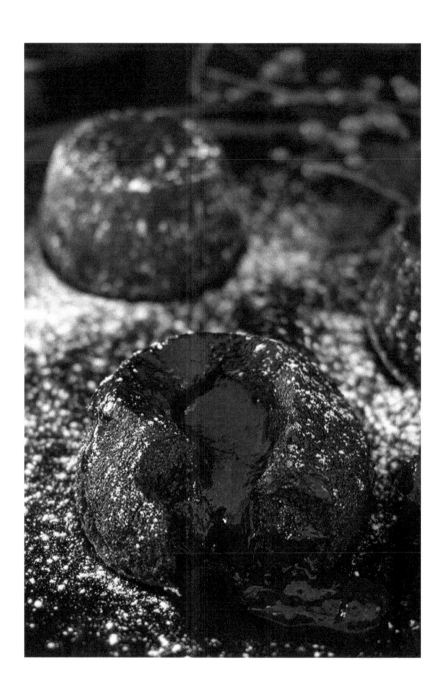

Biscotti de chocolate

¡Esta es una idea de postre cetogénica fácil y muy sabrosa!

Tiempo de preparación: 10 minutos.

Tiempo de cocción: 12 minutos.

Porciones: 8

Ingredientes:

- 2 cucharadas de semillas de chía
- 2 tazas de almendras
- 1 huevo
- ¼ taza de aceite de coco
- ¼ de taza de coco rallado
- 2 cucharadas de stevia
- ¼ taza de cacao en polvo
- Una pizca de sal
- 1 cucharadita de bicarbonato de sodio

Direcciones:

1. En su procesador de alimentos, mezcle las semillas de chía con las almendras y mezcle bien.

2. Agregue coco, huevo, aceite de coco, cacao en polvo, una pizca de sal, bicarbonato de sodio y stevia y mezcle bien.

3. Con esta masa se forman 8 piezas de biscotti, se colocan en una bandeja de horno forrada, se introducen en el horno a 350 grados y se hornea durante 12 minutos.

4. Sírvelos calientes o fríos.

¡Disfrutar!

Nutrición: calorías 200, grasa 2, fibra 1, carbohidratos 3, proteína 4

Postre Especial

¿Has intentado hacer brownies en una sartén antes?

Tiempo de preparación: 10 minutos.

Tiempo de cocción: 30 minutos.

Porciones: 4

Ingredientes:

- 1 huevo
- 1/3 taza de cacao en polvo
- 1/3 taza de eritritol
- 7 cucharadas de ghee
- Una pizca de sal
- ½ cucharadita de extracto de vainilla
- ¼ de taza de harina de almendras
- ¼ de taza de nueces
- ½ cucharadita de levadura en polvo
- 1 cucharada de mantequilla de maní

Direcciones:

1. Calentar una sartén con 6 cucharadas de ghee y el eritritol a fuego medio, remover y cocinar por 5 minutos.

2. Transfiera esto a un bol, agregue sal, extracto de vainilla y cacao en polvo y bata bien.
3. Agregue el huevo y revuelva bien nuevamente.
4. Agregue el polvo de hornear, las nueces y la harina de almendras, revuelva todo muy bien y vierta en una sartén.
5. En un bol, mezcla 1 cucharada de ghee con mantequilla de maní, calienta en tu microondas por unos segundos y revuelve bien.
6. Rocíe esto sobre la mezcla de brownies en la sartén, introduzca en el horno a 350 grados F y hornee por 30 minutos.
7. Dejar enfriar los brownies, cortarlos y servirlos.

¡Disfrutar!

Nutrición: calorías 223, grasa 32, fibra 1, carbohidratos 3, proteína 6

Bollos sabrosos

Sirve este postre cetogénico con una taza de té y ¡disfrútalo!

Tiempo de preparación: 10 minutos.

Tiempo de cocción: 10 minutos.

Porciones: 10

Ingredientes:

- ½ taza de harina de coco
- 1 taza de arándanos
- 2 huevos
- ½ taza de crema espesa
- ½ taza de ghee
- ½ taza de harina de almendras
- Una pizca de sal
- 5 cucharadas de stevia
- 2 cucharaditas de extracto de vainilla
- 2 cucharaditas de polvo de hornear

Direcciones:

1. En un bol, mezcle la harina de almendras con la harina de coco, la sal, el polvo de hornear y los arándanos y revuelva bien.

2. En otro tazón, mezcle la crema espesa con ghee, extracto de vainilla, stevia y huevos y revuelva bien.
3. Combina las 2 mezclas y revuelve hasta obtener tu masa.
4. Forma 10 triángulos con esta mezcla, colócalos en una bandeja para hornear forrada, introduce en el horno a 350 grados F y hornea por 10 minutos, sírvelos fríos.

¡Disfrutar!

Nutrición: calorías 130, grasa 2, fibra 2, carbohidratos 4, proteína 3

Sabrosas galletas de chocolate

¡Incluso a tus hijos les encantarán estas galletas cetogénicas!

Tiempo de preparación: 10 minutos.

Tiempo de cocción: 40 minutos.

Porciones: 12

Ingredientes:

- 1 cucharadita de extracto de vainilla
- ½ taza de ghee
- 1 huevo
- 2 cucharadas de azúcar de coco
- ¼ de taza de desviación
- Una pizca de sal
- 2 tazas de harina de almendras
- ½ taza de chispas de chocolate sin azúcar

Direcciones:

1. Calentar una sartén con el ghee a fuego medio, revolver y cocinar hasta que se dore.
2. Retirar del fuego y dejar reposar durante 5 minutos.
3. En un tazón, mezcle el huevo con el extracto de vainilla, el azúcar de coco y revuelva.

4. Agregue el ghee derretido, la harina, la sal y la mitad de las chispas de chocolate y revuelva todo.

5. Transfiera esto a una sartén, esparza el resto de las chispas de chocolate encima, introdúzcalo en el horno a 350 grados F y hornee por 30 minutos.

6. Cortar cuando esté frío y servir.

¡Disfrutar!

Nutrición: calorías 230, grasa 12, fibra 2, carbohidratos 4, proteína 5

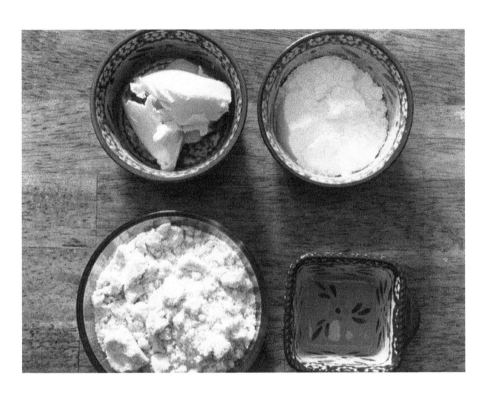

113

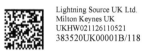

Lightning Source UK Ltd.
Milton Keynes UK
UKHW021126110521
383520UK00001B/118

9 781802 901092